ÉTUDES HYDRO-MÉDICALES SUR ALLEVARD

DEUXIÈME MÉMOIRE

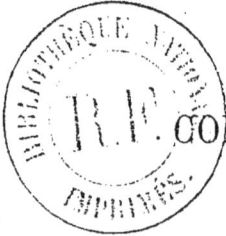

CONSTATATION ANALYTIQUE

DE

NOUVEAUX ÉLÉMENTS CHIMIQUES

Dans l'eau sulfureuse d'Allevard (Isère)

INDICATIONS ET APPLICATIONS THÉRAPEUTIQUES

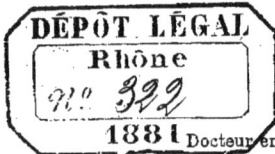

PAR

C. KASTUS

Docteur en médecine, Licencié ès-sciences physiques,
Ancien médecin du Dispensaire général,
Ex-professeur de chimie à l'Ecole la Martinière de Lyon,
Médecin consultant a Allevard.

PARIS

J.-B. BAILLIÈRE ET FILS, LIBRAIRES-EDITEURS

19, RUE HAUTEFEUILLE

1881

NOUVELLES RECHERCHES CHIMIQUES

ET

CONSIDÉRATIONS THÉRAPEUTIQUES

SUR

L'EAU SULFUREUSE D'ALLEVARD

(ISÈRE)

CONSTATATION ANALYTIQUE DE NOUVEAUX ÉLÉMENTS

INDICATIONS ET APPLICATIONS THÉRAPEUTIQUES

I

A moins que l'on n'ait affaire à une des eaux médicales que Gubler a désignées sous le nom d'*eaux inermes* et Durand-Fardel sous celui d'*eaux indéterminées*, il existe dans toute eau minérale un principe dominant qui sert à la classer, et qui donne, quoiqu'on en dise, la clef de ses principales indications thérapeutiques. Ce principe, dans l'eau d'Allevard, est le soufre, ou plutôt l'acide sulfhydrique, et le tableau suivant nous montrera comparativement la quantité considérable qu'elle renferme de ce principe actif. Nous avons calculé en milligrammes, pour les principales eaux sulfureuses de France, la quantité d'acide sulfhydrique qu'elles contiennent ou qu'elles peuvent fournir par litre :

Allevard............................	33,14
Luchon (la Reine)...................	19,67
Enghien............................	18,80
Labassère (amenée à Bigorre)........	15,96
Barèges (le Tambour)...............	13,87
Uriage............................	7,32
Cauterets (la Raillère)............	6,24
Eaux-Bonnes (source vieille)........	5,55
Aix-les-Bains......................	5,32
Amélie-les-Bains (Grand-Escaldadou)...	4,16
Saint-Honoré (Nièvre)..............	1,36

On peut voir combien Allevard est riche sous ce rapport et l'emporte sur d'autres eaux, contrairement à l'opinion de quelques-uns de nos confrères.

Nous avons insisté sur ce sujet dans un autre travail (*Considérations sur la méthode d'inhalation froide et tempérée pratiquée aux eaux sulfhydriquées d'Allevard*, Paris, 1880), et nous avons, de plus, montré que la nature et la quantité du principe sulfureux qui minéralise nos eaux, et qui n'est autre que l'hydrogène sulfuré, permettaient et rendaient facile *l'inhalation gazeuse* à nos thermes, tandis que la faible proportion qu'en renferment les autres sources rend impossible, ailleurs, l'emploi de ce puissant moyen thérapeutique.

Mais à côté du principe dominant, il est d'autres éléments secondaires soit par leur quantité, soit par l'intensité de leur action, dont il faut pourtant tenir grand compte.

C'est qu'en effet ces éléments accessoires peuvent, d'abord au point de vue chimique, altérer le corps principal dans sa modalité ou dans sa stabilité et, par suite, atténuer ou exalter ses effets thérapeutiques.

Filhol donne, de ce cas, un très-bon exemple : « Prenez, « dit-il, deux eaux contenant des quantités égales de sul-

« fure de sodium et possédant la même thermalité ; mêlez
« avec l'une d'elles de la silice en gelée, cette silice se
« dissoudra en partie, et vous verrez le principe sulfureux
« de cette eau s'échapper sous la forme d'acide sulfhy-
« drique dans un temps fort court ; la deuxième, au con-
« traire, à laquelle rien n'aura été ajoutée, restera plus
« longtemps sulfureuse.

   « Ce mélange, que je suppose artificiellement préparé,
« existe dans la nature, et jusqu'à ce jour on s'en est
« fort peu préoccupé. Croit-on cependant qu'une eau qui
« se décompose d'une manière continuelle, et qui verse
« dans l'atmosphère des torrents d'acide sulfhydrique,
« agira sur les malades comme le ferait une autre eau
« également sulfureuse, mais moins décomposable ? »

   D'un autre côté, ces éléments secondaires, en ajoutant
les leurs, peuvent modifier profondément l'action physiologique et les effets thérapeutiques du corps principal.

   Pense-t-on, par exemple, que deux eaux sulfureuses
dont l'une contiendra des quantités appréciables d'arsenic,
et l'autre des doses notables d'iode, auront des propriétés
médicinales identiques et des indications thérapeutiques
semblables ? Évidemment non.

   Ce sont ces composants accessoires qui souvent sont la
cause de la *spécialisation* de certaines eaux minérales, et
l'on comprend de suite de quelle importance est leur
recherche.

   Dans tous les cas, n'est-il pas naturel de chercher à
scruter le mieux possible et dans sa plus grande intimité
le remède complexe que l'on est appelé à manier et dont
on doit tirer tout le parti possible, — et, de cette connaissance plus complète, ne peut-on espérer tirer par une
induction logique et rationnelle, quelques vues nouvelles
au profit de l'expérimentation clinique ?

   Que les lumières de la chimie éclairent et fortifient l'art
d'approprier les eaux minérales au traitement de nos

maladies, a dit Anglada, qu'il suffise de connaître avec plus de précision la nature et les proportions des ingrédients d'une eau minérale pour affaiblir d'autant les tâtonnements avec lesquels l'homme de l'art est le plus souvent forcé d'en prescrire l'usage, c'est ce qui ne peut être méconnu, c'est ce que Bordeu, envers qui l'emploi des eaux médicinales a été si redevable, proclamait hautement.

Nous avouons, quant à nous, ne pouvoir admettre l'inutilité des analyses chimiques appliquées aux eaux minérales, même lorsqu'elles sont *quintessenciées*, pour qualifier par un mot, que nous ne voudrions pas qu'on prît en mauvaise part, la voie dans laquelle on s'engage aujourd'hui.

Nous accorderons volontiers qu'elles peuvent être et seront longtemps encore, comme beaucoup de recherches physiologiques et anatomo-pathologiques du reste, mal faites, fautives, incomplètes surtout, que les conséquences qu'on en tirera seront parfois prématurées, mais nous ne pouvons nous résoudre à les regarder comme oiseuses, pas plus et au même titre que la connaissance analytique plus intime des médicaments d'ordre végétal.

Si, du reste, le chimiste seul peut, pour le moment, trouver une satisfaction légitime dans la constatation de quantités infinitésimales de certains corps, le clinicien, dans tous les cas, est certainement intéressé par la présence, dans l'eau qu'il emploie, de quantités très-notables de principes aussi actifs que *l'iode, la lithine, l'acide phosphorique.* Nous pensons que ceci ne fait de doute pour personne, et c'est dans ces limites pratiques que nous nous sommes renfermé dans le présent travail.

II

C'est en 1838 que Dupasquier, médecin de l'Hôtel-
Dieu et professeur de chimie à l'École de médecine et à
l'école industrielle la Martinière, de Lyon, exécuta sa
remarquable analyse de l'eau d'Allevard, et ce fut à ce
propos qu'il imagina son ingénieux procédé de sulfhy-
drométrie.

Ce travail consciencieux, très-complet pour la date à
laquelle il a paru, fait partie de la monographie célèbre
que ce médecin écrivit sur Allevard, au nom d'une Com-
mission nommée par la Société de médecine de Lyon, et
il comprend l'analyse qualitative et l'analyse quantitative.

Les expériences furent variées, répétées, et l'auteur
rechercha, non-seulement tous les corps qu'on avait
signalés à cette époque dans les eaux minérales, mais
encore plusieurs autres qu'il pressentait.

Voici la liste des composés qu'il trouva :

Acide sulfhydrique.
Acide carbonique.   A l'état de gaz dissous.
Azote.

Acide carbonique.
Acide sulfurique.
Acide silicique.
Chlore.
                         Combinés sous forme
Soude.   de sels dissous.
Chaux.
Magnésie.
Alumine.
Oxyde de fer.

Matière bitumineuse.
Glairine.

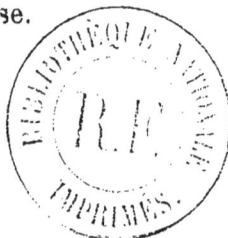

Ses recherches portèrent encore sur quelques autres corps dont il ne put constater la présence, malgré sa grande habileté et la variété des procédés qu'il employa.

III

Depuis lors, c'est-à-dire depuis quarante-trois ans, aucun examen chimique de l'eau d'Allevard n'a été fait, bien que les méthodes analytiques aient été transformées et perfectionnées, et bien que, — circonstance grave, — le régime du griffon ait été modifié, peut-être à plusieurs reprises, en tous cas d'une façon certaine en 1849.

Il résulte, en effet, de la description de Dupasquier, précis jusqu'à la minutie, que, en 1838, « l'eau minérale « se faisait jour par plusieurs fissures et formait divers « filets qui se réunissaient, en définitive, dans un réser- « voir, sorte de puits évasé où plonge un corps de pompe « destiné à l'élever pour la conduire à l'établissement « thermal. Quand le *puits* est complètement rempli, l'eau « reflue dans une *galerie* et le trop-plein coule au dehors « au moyen d'une tranchée qui la conduit dans le torrent « où elle va se perdre ». (Page 108.)

Et plus loin :

« Une seule source prend jour dans la galerie et tout à « fait à sa partie inférieure..... »

« Trois sources de volume très-différent alimentent le « puits, indépendamment du trop-plein de la galerie. » (Pages 109-110.)

Or, en 1849, après avoir cimenté les parois du puits, afin d'empêcher toute infiltration étrangère à l'eau miné- rale, on enleva les roches du fond du puits qui divisaient la source en plusieurs filets. Aussitôt l'eau s'élança avec une telle impétuosité qu'il fallût se sauver en toute hâte, et en même temps le débit de la source fut considérable- ment augmenté.

Est-ce à ce moment que la source de la galerie dont parle Dupasquier disparut ? ou plutôt se réunit-elle alors à celle du puits qui s'accrut d'autant ? ou, enfin, cette réunion avait-elle eu lieu antérieurement ? C'est ce qu'il est difficile de décider ; mais ce qu'il y a de certain, c'est qu'il n'existe plus aujourd'hui qu'une source unique.

Nous avons tenu à entrer dans quelques détails à ce sujet, parce que c'est peut-être là la cause des différences que l'on remarquera entre nos résultats et ceux de Dupasquier. En effet, tous nos essais ont porté et porteront sur l'eau de l'unique source actuelle qui émerge du fond du puits, tandis que Dupasquier dit explicitement, page 115, note : « Dans l'examen physique de l'eau d'Allevard, de « même que dans nos recherches chimiques, nous n'avons « étudié que l'eau de la galerie..... »

Il y a là une divergence dans le point de départ qui peut rendre compte des résultats nouveaux que nous avons obtenus, à moins qu'on ne veuille les attribuer à quelqu'une de ces modifications naturelles que le temps seul amène dans la constitution des eaux minérales.

IV

Dans un travail précédent, nous avons eu surtout en vue les gaz émis par l'eau, leur modalité et leur utilisation thérapeutique. Amené par les études chimiques et médicales, que nous poursuivons sans relâche sur nos thermes, à reprendre l'examen de l'eau elle-même, d'abord qualitativement, comme prélude à une analyse complète quantitative que nous avons déjà commencée, nous avons songé à appliquer les méthodes si sensibles et si précises découvertes dans ces vingt dernières années à la détermination des éléments chimiques non encore signalés dans notre eau.

Pour procéder à ces recherches d'une façon fructueuse,

il est nécessaire de faire évaporer une grande quantité de l'eau minérale, 500 litres, 1,000 litres et plus. Les corps rares et fixes, s'ils sont sous une forme soluble, s'accumulent dans les dernières parties du résidu liquide où ils peuvent alors être décelés.

Nous avons pu éviter, ou plutôt seulement reculer, ce travail fastidieux en faisant usage du *résidu d'ébullition des chaudières* de l'établissement thermal, pris à la fin d'une campagne. Nous avons trouvé là un liquide résultant de la concentration d'une énorme quantité d'eau minérale, mais dont malheureusement nous n'avons pu tirer parti pour l'analyse quantitative, ne connaissant pas le volume d'eau naturelle dont il provenait. Nous nous sommes borné à nous en servir comme première *liqueur d'épreuve*, sauf ensuite à revenir à l'eau même.

Nous allons simplement exposer ici, et pour cette fois, le résultat de nos essais concernant trois principes dont l'importance thérapeutique n'échappera à personne : l'iode, la lithine, l'acide phosphorique.

V

Et d'abord l'*iode* existe-t-il dans notre eau ?

Je transcris ce que dit Dupasquier à ce sujet. Après avoir énuméré les différents moyens proposés pour reconnaître de très-petites quantités d'iode à l'état de combinaison dans les eaux minérales, et après avoir apprécié la valeur de chacun d'eux, il ajoute :

« Nous n'avons négligé l'emploi d'aucun de ces moyens « pour rechercher l'iode dans l'eau minérale d'Allevard ; « les résultats que nous avons obtenus ont tous été néga-« tifs..... Bien que nous ayons opéré sur un résidu de « cinquante litres d'eau minérale, privé de ses sels faci-« lement cristallisés, dans aucune expérience nous n'avons « obtenu de nuance bleue avec l'amidon. »

Devant une affirmation aussi précise, la question pouvait paraître résolue, quand un essai d'Ossian Henry fils, exécuté vers 1857, et en contradiction avec l'opinion précédente, fit admettre la présence de l'iode dans notre eau en quantité fort notable (6 millig. par litre). Mais comme l'auteur n'a laissé de cette recherche aucune trace manuscrite ou imprimée, plusieurs de nos collègues se refusaient à admettre que l'eau d'Allevard renfermât de ce métalloïde.

Pour décider entre ces deux opinions et pour vérifier ce fait important, de la présence ou de l'absence de l'iode dans notre eau, nous avons procédé de la façon suivante :

Nous avons pris une certaine quantité de notre résidu d'ébullition des chaudières, que nous avons évaporée à siccité, après l'avoir additionnée d'un léger excès de carbonate de potasse chimiquement pur. Le résidu pulvérisé a été mis en digestion avec de l'alcool à 85° c. et chaud, puis le tout jeté sur un filtre lavé. La partie insoluble a été traitée une seconde fois par l'alcool concentré et le liquide filtré réuni au précédent. La solution alcoolique est alors évaporée au bain-marie jusqu'à siccité, avec addition d'un peu d'eau pour éviter le grimpement, et le dépôt renferme l'iode, s'il en existe, à l'état d'iodure de potassium. C'est ce dépôt, dissous dans une petite quantité d'eau, que nous avons soumis aux deux épreuves suivantes :

La moitié a été additionnée d'un peu d'empois d'amidon récent et bien limpide et nous y avons versé goutte à goutte de l'acide sulfurique nitreux. La belle coloration bleue de l'iodure d'amidon, caractéristique de l'iode, est apparue immédiatement.

A la seconde moitié, versée dans un tube à expériences, nous avons ajouté du chloroforme et quelques gouttes du réactif précédent. L'agitation a fait apparaître une coloration violette intense du dissolvant formant la couche inférieure, due à la mise en liberté de l'iode et à sa dissolution dans ce liquide.

Bien que notre opinion fût faite, nous avons tenu à opérer directement sur l'eau d'Allevard elle-même. Nous en avons pris un litre, que nous avons évaporé à siccité, et, sur le dépôt obtenu, nous avons répété avec les soins les plus minutieux toutes les opérations précédentes. Les deux réactions caractéristiques ont encore été obtenues d'une manière bien manifeste, quoique avec une intensité moindre.

Nous pouvons donc affirmer que l'iode existe dans l'eau d'Allevard, non pas à dose infinitésimale et douteuse comme dans un grand nombre d'eaux douces, mais à dose notable et thérapeutique, que l'analyse quantitative nous permettra bientôt d'apprécier exactement, et qu'en attendant on peut évaluer au chiffre d'Ossian Henry.

VI

Un second corps dont nous avons recherché l'existence dans notre eau, c'est la *lithine*.

A l'époque à laquelle opérait Dupasquier, cet oxyde était rarement signalé dans les eaux minérales, aussi ne le mentionne-t-il même pas. C'est seulement depuis la découverte de l'analyse spectrale, faite en 1861, que sa recherche est devenue facile et qu'on s'aperçut qu'il était extrêmement diffusé dans la nature.

Pour le reconnaître dans une eau, on la soumet à l'examen spectroscopique après l'avoir, au besoin, préalablement concentrée et additionnée d'acide chlorhydrique parfaitement pur. La présence ou l'absence dans le spectre de la raie rouge Li a permet d'affirmer ou de nier l'existence de la lithine. La seule difficulté réside dans le maniement et l'usage du spectroscope.

En opérant de la façon précédente avec notre résidu des

chaudières, nous avons immédiatement obtenu la raie caractéristique avec une intensité fort grande.

L'eau naturelle concentrée au quart nous a également fourni la même réaction si sensible et nous a permis d'affirmer, sans l'ombre d'un doute, que la lithine devait être comptée parmi les éléments de notre eau. Nous aurions même pu de cette façon, en suivant le procédé de Truchot, apprécier très-approximativement sa quantité, si nous n'avions voulu réunir et présenter à la fois toutes nos recherches quantitatives.

VII

Enfin, nous avons également pu constater dans l'eau d'Allevard la présence certaine de l'*acide phosphorique*, mise en doute par Dupasquier.

Pour cela, après avoir évaporé presque complètement une certaine quantité de notre résidu des chaudières, nous avons traité par un léger excès d'acide azotique pur, et nous avons évaporé à siccité au bain-marie. Le résidu repris par de l'acide azotique, étendu d'un peu d'eau, puis filtré au travers de papier bien lavé, nous a fourni un liquide dans lequel la solution azotique de molybdate d'ammoniaque employée en excès, nous a donné *de suite* un précipité jaune clair caractéristique.

Le résultat positif précédent, obtenu avec notre résidu concentré, nous a engagé à chercher l'acide phosphorique dans l'eau naturelle. En en évaporant un litre, et en soumettant le dépôt aux réactions ci-dessus, nous avons obtenu le même précipité jaune, qui a mis cette fois un certain temps à se produire.

L'existence de l'acide phosphorique dans notre eau est donc également bien manifestement prouvée.

VIII

En définitive, nous avons reconnu d'une façon certaine, dans l'eau d'Allevard même, la présence de trois corps extrêmement importants, méconnus par Dupasquier, et nous pouvons de plus affirmer que ces principes existent en proportions notables et très-dosables, et non à l'état de simples traces.

Une analyse quantitative, que nous publierons prochainement, fera connaître pour ces corps leur dosage exact, en même temps que nous complèterons ces premières données par la révision intégrale de l'analyse de Dupasquier, révision que nous considérons comme indispensable, ensuite du désaccord entre les résultats que nous venons d'exposer et ceux qu'il avait obtenus.

C'est dans le laboratoire de notre maître et ancien collègue M. le doyen Loir, professeur à la Faculté des sciences et à l'école industrielle La Martinière, de Lyon, que nous avons procédé à ces recherches. Qu'il nous permette de lui adresser ici nos remercîments pour son exquise bienveillance. Qu'il nous soit permis également de remercier son préparateur, M. R. de Forcrand, maître de conférences à la Faculté, pour son obligeance extrême et l'aide qu'il a bien voulu nous prêter.

IX

Nous n'insisterons pas longuement sur l'état dans lequel les corps signalés se trouvent combinés dans l'eau minérale. Il y a longtemps que les chimistes savent à quoi s'en tenir sur la valeur des combinaisons hypothétiques que leur complaisance met à la disposition des médecins hydrologues.

Le problème est en somme d'une complication extrême.

L'ancienne convention de combiner d'abord les acides les plus énergiques aux bases les plus puissantes, outre la difficulté pratique de son application et son caractère tout hypothétique, est très-différemment comprise d'un analyste à un autre, de sorte que même la comparaison n'est pas possible entre les interprétations des résultats fournies par des chimistes différents.

A l'heure qu'il est, après les recherches de O. Henry, Malaguti, etc., et surtout après les remarquables travaux de thermo-chimie de Berthelot, on sait simplement que, dans une eau minérale, tous les sels *possibles* entre les acides et les bases *peuvent* exister, et que les proportions de chacun d'eux varient avec leur dilution, la température, etc.

Toute eau minérale est donc un édifice dans un état d'équilibre instable quant aux combinaisons salines qu'elle contient, et quant aux porportions relatives de ces substances dans le mélange. Seules, les quantités d'acides et de bases sont invariables et peuvent être exactement déterminées par l'analyse, malgré leur état de mobilité extrême.

Conformément à ce qui précède, nous devrions nous borner à dire que l'iode existe dans notre eau à l'état d'iodures de sodium, lithium, etc., — que l'acide phosphorique s'y trouve sous forme de phosphates de chaux, lithine, soude, etc., — enfin, que la lithine y est combinée à l'iode, au chlore, à l'acide phosphorique, à l'acide carbonique, etc. En suivant les anciens errements, nous dirons que l'iode s'y trouve à l'état d'iodure de sodium, l'acide phosphorique à l'état de phosphate de chaux, et la lithine sous forme de bicarbonate.

X

Nous ne voulons pas incidemment traiter de l'action physiologique de notre eau, ainsi que de ses effets thérapeutiques, soit d'une façon générale et totale, l'eau minérale étant considérée comme un tout indivis, soit seulement au point de vue de l'apport de chacun des éléments constitutifs dans la totalisation de l'effet produit; mais il nous sera permis de déduire quelques conséquences pratiques des recherches fructueuses que nous venons d'exposer, ainsi que la confirmation des indications bien connues de nos eaux, de leur *spécialisation* fort bien établie par nos prédécesseurs et que nous ne songeons certes pas à changer, mais seulement à expliquer, à préciser, à compléter.

La première place dans l'action physiologique, aussi bien que dans les effets médicinaux de l'eau d'Allevard, appartient sans conteste à l'acide sulfhydrique, quel que soit le moyen d'action interne que l'on utilise; mais pour expliquer la tolérance remarquable de l'organisme pour ce corps absorbé soit en boisson, soit en inhalation, aux hautes doses où il existe à nos thermes, il est nécessaire de faire intervenir les deux gaz qui l'accompagnent et qui lui servent comme de passe-port, je veux parler de l'acide carbonique et de l'azote. Les médecins espagnols, qui accordent une grande importance aux eaux dites *nitrogénées*, ont cru reconnaître à ce dernier gaz une action sédative manifeste sur l'appareil respiratoire, qui peut expliquer, jointe à l'action anesthésique de l'acide carbonique, l'absence de toute manifestation irritative du fait de l'acide sulfhydrique.

Quand l'eau est ingérée, à côté de l'action générale, altérante et diffusée du soufre ou plutôt de l'acide sulfhydrique, vient s'ajouter l'action parallèle de l'iode à l'état d'iodure. Ces deux corps, chacun dans sa sphère d'action, pénètrent, ce qui est le propre des altérants, à la base de l'organisation et atteignent dans l'économie les parties les plus intimes et les plus élémentaires.

La constatation de la lithine dans notre eau rendra compte maintenant, surtout en l'absence des sels de potasse, de son action diurétique bien prononcée que nous avons reconnue tout d'abord et qui nous a fait soupçonner la présence de cet oxyde métallique, que nos recherches chimiques sont ensuite venues confirmer.

Enfin, l'action roborante, reconstituante de l'eau d'Allevard, sur laquelle on n'a pas assez appelé l'attention, bien que nous l'ayons constamment observée, et qui se traduit par un sentiment de bien-être intime, une plus grande facilité pour le travail et pour la marche, un léger degré de resserrement intestinal, etc., enfin par un *remontement général*, suivant l'expression de Bordeu, doit être mise sur le compte des nombreux principes corroborants et toniques que l'eau renferme : chlorure de sodium, faible quantité de sulfates neutres, un gramme par litre, carbonate de chaux, petite dose de fer, et enfin phosphate de chaux que notre analyse nous a démontré.

Sans vouloir insister sur ce sujet, nous dirons seulement que les médications rendues possibles par les éléments minéralisateurs de notre eau et son usage interne, seront surtout : les médications altérante et résolutive, par le soufre et l'iode, auxquelles s'ajouteront la médication dérivative par la lithine et les sulfates à faible dose, la médication dépurative par le soufre et la lithine, la médication tonique et roborante par le phosphate de chaux, le chlorure de sodium, le fer, etc,

XI

Quant aux usages thérapeutiques multiples de l'eau d'Allevard, on comprend d'abord que la double minéralisation altérante de notre eau la rend applicable et précieuse dans les maladies chroniques provenant de quelque diathèse manifeste ou latente, c'est-à-dire dans les maladies évidemment sous la dépendance de quelque diathèse bien déterminée qui les produit ou les entretient (diathèse arthritique, dartreuse, scrofuleuse, syphilitique), ou dans celles provenant d'un principe rétrocédé ou d'un flux habituel supprimé. Comme le dit G. Astrié, en parlant des eaux sulfureuses et des diathèses : « L'excitation minéro-ther-« male met en saillie, fait apparaître leurs manifestations « caractéristiques, accuse leur expression encore indécise, « substitue l'état actif à l'état virtuel, puis guérit quel-« ques-unes d'entre elles, dartres, rhumatismes, acci-« dents syphilitiques, qu'elle agisse seule (l'eau sulfu-« reuse) ou quelle soit associée à des altérants, comme « l'iode et le mercure. »

Cette association naturelle du soufre et de l'iode est justement celle que nous avons constatée dans notre eau, et l'on entrevoit de suite les effets puissants et profonds que l'on doit obtenir par une eau minérale dans laquelle les propriétés fondantes et résolutives de l'un de ces principes s'ajoutent à l'action altérante spéciale et stimulante de l'autre.

Cette action double, à volonté soit centripète, soit centrifuge de notre eau, suivant qu'on l'applique à des manifestations évidentes ou cachées, superficielles ou profondes d'une même diathèse, est certainement due aux modes variés de son application, mais surtout aux médicaments altérants qu'elle renferme.

Nous avons chaque année de nombreux exemples de ces

cas qui s'opposent, et nous ne pouvons résister au désir
d'en citer deux, pour terminer par des faits cliniques ce
travail un peu technique.

Obs. I. — La première observation que nous choisissons est celle
d'un ecclésiastique de 40 ans, porteur depuis cinq ans d'un psoriasis
lingual contre lequel toutes les médications possibles et plusieurs
saisons thermales, entre autres une à la Bourboule, avaient échoué.
Le savant confrère de Marseille qui nous l'adressa l'avait préalablement mis en rapport avec un des professeurs les plus justement re-
nommés de Montpellier qui, après examen, lui conseilla Allevard « en
« raison, porte la lettre d'envoi, de la nature évidemment herpétique de
« l'affection et de la minéralisation intense de votre eau». Notre eau fit,
en effet, merveille, car, après une saison de 23 jours et un traitement
général et local, le malade partit complètement guéri. Depuis deux ans,
aucune récidive, et la santé n'a été nullement atteinte par la suppres-
sion brusque de cette affection.

Le cas précédent, type d'un grand nombre d'analogues
que nous voyons chaque année à Allevard, n'a d'intéres-
sant que sa durée malgré les traitements les plus ration-
nels, et la rapidité de sa guérison à nos eaux. Le second,
que je lui oppose, type de médication centrifuge et d'affection larvée, présente, au point de vue pratique, un très-
grand intérêt.

Obs. II. — Il s'agit d'un homme de 32 ans, de Lyon, que j'avais
connu il y a quelque dix ans, porteur d'une plaque eczémateuse qui
faisait son désespoir, en raison de sa position visible (derrière l'oreille)
et de la crainte de son extension. Un traitement topique, suivi sous la
direction d'un éminent chirurgien de l'Antiquaille, l'en débarrassa, et
rien de nouveau ne survint pendant quelque temps. Il y a trois ans,
je le rencontrai à Paris, où il s'était fixé, et il me raconta que sa santé
s'était profondément altérée depuis un peu plus d'un an ; il toussait
et expectorait des crachat jaune-verdâtre, il avait eu plusieurs hé-
moptysies, des sueurs nocturnes, mais peu de diarrhée, enfin il avait
maigri considérablement, avait perdu ses forces, etc. L'excellent pra-
ticien qui le soignait étant mort, il s'adressa, sur mon conseil, au
professeur P...., qu'il vit plusieurs fois et qui, au printemps de 1879,

me l'envoyait avec un diagnostic des plus graves et que l'on peut résumer ainsi : infiltration tuberculeuse de la moitié du poumon droit, ramollissement en quelques points, retentissement général modéré, peut-être rétrocession d'un exanthème.

Il vint donc à Allevard et je constatai à son arrivée non-seulement les lésions pulmonaires annoncées, mais encore un état général fort altéré. Cependant le souvenir de cet exanthème disparu et quelques autres cas semblables qui s'étaient déjà présentés à mon observation me donnèrent quelque espoir, et je soumis le malade à un traitement très-énergique, presque violent, et que je n'aurais peut-être pas osé appliquer sans ce commémoratif. Le dix-septième jour de son traitement, qu'il supportait du reste très-bien, ce qui nous soutenait l'un et l'autre, une poussée eczémateuse survint dans l'aisselle droite et nous fit modérer le traitement, que nous fûmes même obligé de suspendre complètement quelques jours après. Le malade partit relativement bien d'Allevard, après avoir consenti à nous laisser lui ouvrir un cautère au bras gauche.

L'hiver suivant, qu'il passa à Paris, fut bon, la toux et l'expectoration rares, l'embonpoint revint avec les forces et, lorsque nous le revîmes en juillet 1880, son aspect extérieur avait bien changé. A l'examen, il restait une dépression marquée de la poitrine au-dessus de la clavicule droite, de la submatité en avant et en arrière dans les fosses sus et sous-épineuses, enfin une obscurité relative de la respiration avec quelques râles fixes dans les mêmes points. Le pouls marquait 80-85, sans accès vespéral, et il y avait un peu d'oppression en montant. Le cautère donnait toujours, et l'eczéma, devenu lichénoïde, était entretenu avec un soin jaloux. La seconde saison faite à nos eaux aviva l'eczéma, fit complètement tarir la sécrétion bronchique et rendit quelque perméabilité aux portions indurées du poumon : c'est ainsi qu'on peut la résumer.

L'hiver dernier se passa sans incident, sauf dès l'automne un léger retour de l'expectoration au réveil, qui se maintient depuis à trois ou quatre crachats muco-purulents rendus le matin, tandis que pas un, nous écrit-il, n'est rejeté dans le courant de la journée. Du reste, appétit, fonctions, sommeil parfaits, et ce valétudinaire est allé au théâtre et en soirée cet hiver. Je lui conseille encore plusieurs saisons consécutives à nos thermes, et je compte, peut-être pas guérir, mais au moins immobiliser cet état.

XII

Tenant à préciser davantage les indications de notre eau,
nous dirons qu'elle convient encore dans les inflammations
catarrhales chroniques des muqueuses, simples ou diathé-
siques, caractérisées cliniquement par une hyperhémie
vasculaire allant parfois jusqu'à la dilatation variqueuse ;
par l'infiltration, la tuméfaction et le relâchement du
tissu ; l'hypertrophie et le gonflement des glandules, s'il en
existe ; l'hypersécrétion du mucus normal se transformant
au bout de peu de temps en muco-pus, et remplacé, au
contraire, quelquefois par la sécheresse extrême ; enfin
ces affections se caractérisent encore par l'asthénie fonc-
tionnelle, les récidives faciles et l'apparition intercurrente
d'états aigus accidentels.

Dans ce cadre, viennent se ranger, entre autres, toutes
les affections si variées de la muqueuse des voies respiratoires dans toute son étendue : coryzas chroniques ulcé-
reux ou non, pharyngites et angines chroniques « qu'on
« observe surtout chez les orateurs et les chanteurs, c'est-
« à-dire chez ceux qui font excès de la gorge, chez les
« buveurs et les fumeurs, c'est-à-dire chez ceux qui font
« abus de cet organe » (Peter), que l'angine soit simple
ou glanduleuse, résultant des causes professionnelles ou
somatiques précédentes, aggravées ou non par quelque
diathèse profonde (rhumatisme, herpétisme, scrofulose,
etc.).

Viennent ensuite les laryngites chroniques qui constituent une des grandes spécialités de nos eaux, et des
mieux établies par les nombreux cas d'amélioration et de
guérison.

Les affections des bronches et du poumon forment également un contingent important des affections traitées à
Allevard, et les résultats excellents obtenus, dus surtout

aux inhalations froides et tempérées, gazeuses ou de vapeurs, sont trop connus pour que nous insistions.

Toutes les variétés de bronchites trouvent au moins du soulagement à nos thermes, depuis la bronchite catarrhale simple (catarrhe chronique pituiteux, muqueux ou sec (Laënnec) ou sous la dépendance d'une disposition morbide constitutionnelle, diathèse héréditaire ou cachexie acquise, jusqu'à celles qui présentent une complication quelconque, (bronchite chronique avec emphysème pulmonaire, lésion cardiaque, etc.), ou qui sont consécutives ou symptomatiques d'une affection voisine ou éloignée, qu'elles soient sans complications ou avec exagération de l'un des éléments morbides constitutifs (bronchorrée).

L'asthme nerveux, idiopathique, névrose du nerf vague, est toujours et très-rapidement soulagé à nos thermes ; nous possédons même quelques cas pour lesquels nous prononcerions le mot de guérison.

Quant à l'asthme symptomatique, contractions spasmodiques qui s'ajoutent au catarrhe bronchique comme phénomènes réflexes, ce n'est plus qu'une complication de cette dernière affection qui est améliorée avec elle, souvent même avant elle.

Joignons encore aux affections ci-dessus énumérées des bronches, celles de la plèvre et du poumon lui-même, congestion pulmonaire, pleurésie chronique, etc.

Nous pouvons dire, du reste, d'une façon générale, que la *toux*, qu'elle soit rare ou fréquente, continuelle ou par accès, sèche ou humide, etc., quelle que soit sa cause, sa nature, son siége, etc., qu'elle s'accompagne ou non d'expuition ou d'expectoration, dans tous ces cas divers, la toux, symptôme d'une affection quelconque des voies respiratoires, est tributaire de nos eaux, où elle trouve amélioration ou guérison.

On comprend que le séjour dans nos salles d'inhalation, des malades porteurs d'une des affections précédentes des

voies respiratoires, permet à l'élément sulfureux de nos
eaux, dégagé dans l'atmosphère de ces salles, d'agir *topi-
quement* sur les surfaces affectées. Puis, à côté de cette
première action toute locale de l'inhalation sur le poumon, le principe sulfureux, introduit par les voies pulmonaires dans la grande circulation, exerce, en outre, par sa
diffusion dans toute l'économie, une action générale ana-
logue, mais non identique, à celle produite par la boisson.
Enfin, comme l'élimination de l'acide sulfhydrique se
fait, quelle que soit sa porte d'entrée, par la voie pulmonaire, il en résultera, au moment de son exhalation, une
seconde action locale sur le ponmon. L'inhalation froide ou
tempérée d'Allevard donne donc lieu à une double action
topique pulmonaire de l'élément sulfureux, à l'entrée et
à la sortie, et on comprend de suite les bons effets qui doi-
vent en résulter dans les affections des organes de la respiration, étant données les propriétés calmantes et séda-
tives de l'hydrogène sulfuré, de l'azote, etc.

Un vent de réaction contre l'arrêt désolant prononcé à
propos de la phthisie pulmonaire, au moins dans quel-
ques-unes de ses formes, souffle actuellement, général et
non plus lancé par quelques voix isolées comme autrefois.
Certes, il faudrait s'entendre sur ce que l'on doit com-
prendre par ces mots : curabilité de la phthisie ; mais
nous pouvons affirmer ici, d'accord avec le professeur
Jaccoud, auteur du livre le plus récent sur ce sujet, que
les cas sont *fréquents*, disons le mot, où le poumon et
l'organisme tout entier trouvent un *modus vivendi* à la
suite d'une poussée évidemment tuberculeuse, où la vie
est encore possible après des lésions d'une gravité exces-
sive.

Que faut-il donc faire pour atteindre et maintenir ce
résultat? Suivant nous, la seule chose en notre pouvoir
dans cette cruelle affection, c'est, quand on a résisté à des
jetées antérieures, de faire tout ce qu'il est possible pour

en éviter le retour, retour qui n'a, nous le croyons, rien de fatal.

Quand on voit, dans les hôpitaux des grandes villes, de malheureux tuberculeux être améliorés cinq, six fois et plus, à la suite de nouvelles poussées qui les ramènent chaque fois plus avancés et qui sont dues au retour dans le même milieu, on comprend le seul genre d'action que nous ayons contre cette affection : l'immobiliser au point où elle en est et qui peut être encore compatible avec la vie, et pour cela, changer de milieu et éloigner les causes qui peuvent déterminer une poussée nouvelle, une nouvelle marche en avant. Sans parler des indications symptomatiques momentanées, nous croyons qu'une série de saisons faites aux eaux sulfureuses, spécialement à Allevard, en raison de ses salles d'inhalation froide et tempérée, et des principes roborants et dérivatifs de son eau : chlorure de sodium, phosphate de chaux, lithine, sulfate de chaux, etc., présente des avantages multiples qu'aucune autre médication ne peut offrir. Les deux principaux sont d'avoir raison de la congestion et de la bronchite pérituberculeuses, et par suite d'isoler les lésions morbides dans l'espace le plus réduit possible, en augmentant d'autant le champ de l'hématose et en annihilant les causes d'une prochaine extension ; en second lieu, de rendre la muqueuse bronchique moins susceptible, partant de rendre les bronchites moins faciles et moins fréquentes.

C'est également l'avis du professeur Fonssagrives, et nous nous approprions complètement l'opinion et les déductions qui suivent, que nous trouvons aussi justes que bien exprimés : « La médication thermo-sulfureuse est « une médication manifestement utile et *dans laquelle* « *nous avons une confiance extrême.* Aurions-nous ren- « contré là le spécifique de la phtisie ? Pas le moins du « monde ; mais nous n'avons pas eu de mécompte, puis- « que nous savions ne pas l'y trouver.

« Le traitement hydro-sulfureux ne guérit pas la phti-
« sie, dans le sens absolu du mot, mais il peut mettre
« l'économie dans des conditions telles que les produc-
« tions tuberculeuses ne s'accroissent pas, et que les
« périodes spontanées du sommeil de la diathèse se pro-
« longent ; il modifie ou fait même disparaître une expec-
« toration qui impose à l'économie une spoliation fâ-
« cheuse ; enfin il n'est pas improbable que ce traitement,
« *surtout quand on le complète par les inhalations,*
« puisse favoriser la cicatrisation des cavernes peu éten-
« dues, en tarissant la sécrétion purulente que fournit la
« membrane pyogénique qui les tapisse. »

On nous accordera qu'il est peu de médications qui
puissent présenter des avantages pareils et nous affirmons
qu'on les obtient à nos thermes, et qu'il y vient depuis
huit, onze et dix-sept ans des malades encore porteurs de
lésions non équivoques.

Signalons encore les excellents résultats que donnent
les cures préventives par les inhalations, chez les indi-
vidus menacés de phtisie, cures sur lesquelles nous ne
saurions trop appeler l'attention de nos confrères.

Nous nous étendrons moins sur les autres affections qui
relèvent de nos eaux. Disons seulement que les derma-
toses de nature herpétique, l'eczéma (affection catarrhale
de la peau, d'après Niemeyer), le prurigo, le psoriasis,
trouvent là, pour ainsi dire, leur médicament spécifique,
le soufre, *intus et extra*, et que les cas de guérison sont
fort nombreux chaque année.

Les rhumatismes sous toutes leurs formes variées sont
traités avec grand succès à Allevard. La notoriété de notre
station à cet égard est trop grande pour que nous insistions. Toutes les manifestations de cette affection constitutionnelle diathésique se présentent à notre observation :
rhumatisme monoarticulaire et polyarticulaire, muscu-
laire, viscéral,— dermalgies, névralgies, viscéralgies.

En résumé, les trois grands genres de maladies qui constituent la *spécialisation* d'Allevard sont : les affections de la gorge, du larynx, des bronches et du poumon, autrement dit des voies respiratoires, — les dartres, — les rhumatismes ; et la minéralisation intense de notre eau en principe sulfureux, ainsi que les composants accessoires, surtout ceux nouvellent constatés (iode, lithine, phosphates, sulfates, chlorure des odium, etc.), qui accompagnent l'élément prédominant, rendent compte des bons effets obtenus dans ces affections.

Lyon, Assoc. typ. — Th. GIRAUD, rue de la Barre, 12.

DU MÊME AUTEUR :

Essai sur l'étiologie et la pathogénie du rhumatisme
articulaire aigu ; 1868.

Sur un nouvel appareil, l'ANAPNOGRAPHE, instrument destiné
à enregistrer la respiration ; 1869 (en collaboration).

Considérations sur la méthode d'inhalation froide et
tempérée pratiquée aux eaux sulphydriquées d'Allevard (Isère) ; 1880.

Lyon, Assoc. typ., rue de la Barre, 12. — Th. Giraud, directeur.